BBL-SICHERHEITSBEDENKEN

Was Sie wissen müssen, bevor Sie eine BBL-Operation versuchen

By

MELLSON ASHFORD

COPYRIGHTS

COPYRIGHTS t © 2024 MELLSON ASHFORD

Kein Teil dieses Buches darf ohne vorherige schriftliche Zustimmung des Herausgebers in irgendeiner Form oder mit irgendwelchen Mitteln, einschließlich Fotokopieren, Aufzeichnen oder anderen elektronischen oder mechanischen Methoden, reproduziert, verbreitet oder übermittelt werden, mit Ausnahme von kurzen Zitaten in kritischen Rezensionen und bestimmten anderen nichtkommerziellen Verwendungen, die durch das Urheberrecht gestattet sind.

Die Informationen in diesem Buch dienen ausschließlich Bildungs- und Informationszwecken und stellen keinen medizinischen Rat dar. Die Informationen basieren auf den aktuellen Forschungsergebnissen, Erfahrungen und Erkenntnissen des Autors. Leser sollten mit einem ausgebildeten medizinischen Experten sprechen, bevor sie sich einer Schönheitsoperation oder einem anderen medizinischen Eingriff unterziehen.

Autor und Verlag geben keine Zusicherungen oder Gewährleistungen hinsichtlich der Genauigkeit, Anwendbarkeit, Eignung oder Vollständigkeit der Informationen in diesem Buch. Autor und Verlag lehnen ausdrücklich jede Haftung für direkte, indirekte oder Folgeschäden oder Verluste ab, die sich aus der Verwendung oder dem Missbrauch des hierin enthaltenen Materials ergeben.

Inhaltsverzeichnis

EINFÜHRUNG   **6**
    Warum dieses Buch   6
    Wissenswertes über BBL, das Brazilian Butt Lift   7
    Steigende Popularität und entsprechende Risiken   8
    Wert der Auswahl eines qualifizierten Chirurgen   9
  Die Grundlagen von BBL   10
    Was ist eine BBL?   10
    Das Verfahren erklärt   11
    Wer ist ein Kandidat?   14

Mögliche Risiken und Komplikationen   **16**
    Häufige Risiken   16
    Schwerwiegende Komplikationen   19
    Fallstudien und Beispiele aus der Praxis   22

Auswahl eines qualifizierten Chirurgen   **25**
    Bedeutung der Board-Zertifizierung   25
    So recherchieren und überprüfen Sie Anmeldeinformationen   27
    Fragen, die während der Konsultation gestellt werden sollten   29
    Konversation im echten Leben   31

Vorbereitungen vor der Operation   **33**
    Gesundheits Beurteilungen und -freigaben   33

Realistische Erwartungen setzen	35
Mentale und körperliche Vorbereitung	37
Konversation im echten Leben	40
Der Tag der Operation	**42**
Was Sie erwartet	42
Rolle der Anästhesie	45
Sofortige postoperative Pflege	46
Konversation im echten Leben	48
Erholung nach der Operation	**50**
Der Zeitplan für die Wiederherstellung	50
Umgang mit Schmerzen und Beschwerden	54
Anzeichen von Komplikationen erkennen	57
Konversation im echten Leben	59
Langfristige Pflege und Wartung	**60**
Ergebnisse aufrechterhalten	60
Änderungen des Lebensstils und Empfehlungen	62
Folgetermine	64
Konversation im echten Leben	65
Körperliche und emotionale Überlegungen	**67**
Körperbild und Selbstwertgefühl	67
Umgang mit Angst und Stress	69
Unterstützungssystem und Beratung	71
Konversation im echten Leben	72
Rechtliche und ethische Überlegungen	**74**
Einwilligung und Patientenrechte verstehen.	74
Rechtliche Ressourcen für Behandlungsfehler	76
Ethische Praktiken in der kosmetischen Chirurgie	78
Konversation im echten Leben	81

Die Zukunft der BBL-Sicherheit	**82**
Laufende Forschung und Leitlinien	84
Die Funktion von Berufsverbänden	86
Konversation im echten Leben	88
Abschluss	**89**
Zusammenfassung der wichtigsten Punkte	89
Informierte Entscheidungen fördern	93
Abschließende Gedanken	95
Anhänge	**97**
Glossar	97
Kontaktdaten und Selbsthilfegruppen	100

EINFÜHRUNG

Warum dieses Buch

Die Entscheidung für ein Brazilian Butt Lift (BBL) ist wichtig und sollte in vollem Bewusstsein der möglichen Gefahren und Vorteile getroffen werden. „BBL-Sicherheitsbedenken: Was Sie wissen müssen" – dieses Buch möchte den Lesern umfassendes, aktuelles Wissen vermitteln, damit sie sich mit Bedacht für diese immer häufiger durchgeführte Schönheitsoperation entscheiden können. Immer mehr BBL-Operationen müssen Sicherheitsaspekte berücksichtigen und sicherstellen, dass potenzielle Patienten gut über den gesamten Eingriff informiert sind, von der Auswahl eines ausgebildeten Chirurgen bis hin zur Kenntnis der möglichen Gefahren und Folgen.

Wissenswertes über BBL, das Brazilian Butt Lift

Ein Brazilian Butt Lift ist eine kosmetische Operation, bei der Fett aus anderen Körperbereichen in das Gesäß übertragen wird, um dessen Größe und Form zu verbessern. Normalerweise besteht die Operation aus einer Fettabsaugung, um Fett aus Bereichen wie Bauch, Oberschenkeln oder Flanken zu entfernen, das anschließend gereinigt und in das Gesäß injiziert wird.

Ziel ist es, durch Fullerene für eine optisch ansprechende Gesäßform zu sorgen.

Wichtige Aspekte beim BBL sind die *Fettabsaugung* und die Eigenfetttransplantation.
Diejenigen, die mehr Gesäßform wollen und genügend Fetteinlagerungen in anderen Körperteilen haben, sollten *Kandidaten sein*
Es gibt viele natürlich aussehende Ergebnisse, bessere Körperproportionen und kombinierte Vorteile von Fettabsaugung und Gesäßvergrößerung.

Steigende Popularität und entsprechende Risiken

Angetrieben von Social-Media-Trends, Promi-Sponsoring und dem Streben nach einer Sanduhr Figur ist die Attraktivität von BBL in letzter Zeit explosionsartig gestiegen. BBL-Operationen, eine der am schnellsten wachsenden kosmetischen Behandlungen, haben laut der American Society of Plastic Surgeons einen bemerkenswerten Anstieg erlebt.

Doch mit der zunehmenden Popularität gehen auch mehr damit verbundene Gefahren und Schwierigkeiten einher. Aufgrund der möglichen schweren Komplikationen, darunter eine tödliche Fettembolie, gilt die BBL als eine der riskantesten Schönheitsoperationen. Da das Fett in große Venen injiziert wird und zum Herzen oder zur Lunge wandert, ist die Sterblichkeitsrate bei der BBL höher als bei anderen Schönheitsoperationen.

Wichtige Gefahren und Komplikationen sind:
Eine möglicherweise tödliche Erkrankung namens Fettembolie entsteht dadurch, dass Fett in den Blutkreislauf gelangt und die Blutgefäße verstopft.
Infektionsgefahr an den Stellen der Fettabsaugung oder Injektion.
Eine ungleichmäßige Fettverteilung führt zu Asymmetrie oder Klumpen und führt zu Unregelmäßigkeiten in den Konturen.
den Anästhesierisiken zählen Komplikationen im Zusammenhang mit der Narkose während der Operation .

Wert der Auswahl eines qualifizierten Chirurgen

Angesichts der mit BBL verbundenen Gefahren ist es unerlässlich, einen ausgebildeten und erfahrenen Chirurgen auszuwählen. Zu den wesentlichen Qualifikationen für die Auswahl eines Chirurgen gehören eine Facharzt Zertifizierung, umfassende Erfahrung mit BBLs und umfassende Kenntnisse der Anatomie. Um sicherzustellen, dass sie in kompetenten Händen sind, sollten Patienten umfassende Recherchen durchführen, Referenzen bestätigen und bei Besuchen relevante Fragen klären.

Die Grundlagen von BBL

Was ist eine BBL?

Ein Brazilian Butt Lift (BBL) ist ein kosmetischer chirurgischer Eingriff, der die Größe und Form des Gesäßes mit hilfe des Eigenwerts des Patienten verbessern soll. Im Gegensatz zu herkömmlichen Methoden zur Gesäßvergrößerung mit Implantaten basiert BBL auf einer Fetttransplantation und ist somit eine natürliche Option für diejenigen, die ihre Körperkonturen verbessern möchten.

Wichtige Punkte:

- **Natürliche Verbesserung** : Verwendet das körpereigene Fett des Patienten und verringert so das Risiko einer Abstoßung oder allergischer Reaktionen.
- **Doppelter Nutzen** : Kombiniert Fettabsaugung und Gesäßvergrößerung und verbessert so die gesamten Körperproportionen.
- **Popularität** : Steigende Popularität aufgrund der natürlichen Ergebnisse und des Einflusses von sozialen Medien und Prominentenwerbung.

Das Verfahren erklärt

Das BBL-Verfahren umfasst mehrere Schritte, von denen jeder für das Erreichen des gewünschten Ergebnisses bei gleichzeitiger Minimierung der Risiken entscheidend ist. Hier ist eine detaillierte Aufschlüsselung:

1. **Beratung und Planung** :
   - **Erste Beratung** : Besprechen Sie Ziele, Erwartungen und die Krankengeschichte mit dem Chirurgen.
   - **Beurteilung** : Bestimmen Sie geeignete Bereiche für die Fettentnahme und beurteilen Sie den allgemeinen Gesundheitszustand.
2. **Vorbereitungen vor der Operation** :
   - **Medizinische Freigabe** : Holen Sie die erforderlichen medizinischen Freigaben ein und befolgen Sie die Anweisungen vor der Operation.
   - **Anpassung des Lebensstils** : Vermeiden Sie Rauchen, Alkohol und bestimmte Medikamente, wie vom Chirurgen empfohlen.

3. **Fettabsaugung** :
    - **Anästhesie** : Wird verabreicht, um den Komfort des Patienten während des Eingriffs sicherzustellen.
    - **Fettabsaugung** : Beine Fettabsaugung wird in Bereichen mit überschüssigem Fett durchgeführt, wie etwa am Bauch, an den Oberschenkeln oder an den Flanken.
    - **Fettreinigung** : Extrahiertes Fett wird verarbeitet und gereinigt, um Verunreinigungen zu entfernen und es für die Injektion vorzubereiten.

4. **Fettinjektion** :
    - **Markierung und Planung** : Der Chirurg markiert die Injektionsstellen am Gesäß, um die gewünschte Form zu erreichen.
    - **Fetttransfer** : Gereinigtes Fett wird sorgfältig in mehreren Schichten in das Gesäß injiziert, um eine gleichmäßige Verteilung und natürlich aussehende Ergebnisse zu gewährleisten.
    - **Modellieren** : Der Chirurg modelliert das Gesäß, um seine Form und Symmetrie zu verbessern.

5. **Nachsorge nach der Operation** :
    o **Aufwachraum** : Der Patient wird unmittelbar nach der Operation im Aufwachraum überwacht.
    o **Postoperative Anweisungen** : Es werden detaillierte Pflegeanweisungen bereitgestellt, um eine ordnungsgemäße Heilung sicherzustellen und Komplikationen zu minimieren.

Wer ist ein Kandidat?

Nicht jeder ist ein geeigneter Kandidat für ein BBL. Ideale Kandidaten erfüllen in der Regel die folgenden Kriterien:

1. **Ausreichende Fettreserven** :
   - **Ausreichend Fett** : Kandidaten müssen über genügend überschüssiges Fett in anderen Bereichen des Körpers verfügen, das für die Übertragung entnommen werden kann.
   - **Gesundes Gewicht** : Im Allgemeinen sollten Kandidaten ihr Idealgewicht erreicht haben oder kurz davor sein.

2. **Guter allgemeiner Gesundheitszustand** :
   - **Medizinische Freigabe** : Die Kandidaten müssen bei guter Gesundheit sein und dürfen keine Grunderkrankungen haben, die eine Operation oder Genesung erschweren könnten.
   - **Nichtraucher** : Rauchen kann die Heilung beeinträchtigen und das Risiko von Komplikationen erhöhen.

3. **Realistische Erwartungen** :
   - **Einschränkungen verstehen** : Kandidaten sollten realistische Erwartungen hinsichtlich der Ergebnisse haben und die potenziellen Risiken und Komplikationen verstehen.
   - **Engagement für die Genesung** : Bereitschaft, die Anweisungen zur postoperativen Pflege zu befolgen und notwendige Anpassungen des Lebensstils vorzunehmen.
4. **Psychologische Bereitschaft** :
   - **Körperbild** : Kandidaten sollten ein gesundes Körperbild haben und den Eingriff aus persönlichen Gründen und nicht aufgrund des äußeren Drucks wünschen.
   - **Emotionale Stabilität** : Emotionale Bereitschaft, sich einer Operation zu unterziehen und den Genesungsprozess zu bewältigen.

Mögliche Risiken und Komplikationen

Häufige Risiken

Obwohl das Brazilian Butt Lift (BBL) eine transformierende Wirkung haben kann, ist es wichtig, die mit der Operation verbundenen Hauptgefahren zu kennen. Diese Gefahren sind allen chirurgischen Eingriffen inhärent und können in ihrer Schwere variieren.

Infektion:

Beschreibung: An den Stellen einer Fettabsaugung oder Injektion können postoperative Infektionen auftreten.

Vorbeugung: Um dieses Risiko zu verringern, sind geeignete Sterilisationsmethoden und eine gute postoperative Pflege von entscheidender Bedeutung.

Zu den Symptomen zählen Rötung, Schwellung, Fieber und Ausfluss aus der Operationsstelle.

Blutung:

Beschreibung: Übermäßige Blutungen während oder nach der Operation können zu Problemen führen.

Vorbeugung: Chirurgen unternehmen Anstrengungen, um Blutungen zu verhindern, Patienten sollten jedoch Medikamente vermeiden, die ihr Risiko erhöhen.

Zu den Symptomen zählen ungewöhnliche Blutergüsse, anhaltende Blutungen und erheblicher Blutverlust.

Serombildung:

Beschreibung: Flüssigkeitsansammlung unter der Haut an Fettabsaugungs- oder Injektionsstellen.

Vorbeugung: Richtige Operationsmethoden und eine gute Nachsorge können das Risiko senken.

Zu den Symptomen zählen Schwellungen, Flüssigkeitsaustritt und Schmerzen.

Nervenverletzung

Beschreibung: Nervenverletzungen können vorübergehende oder dauerhafte Veränderungen der Hautempfindlichkeit verursachen.

Vorbeugung: Durch geeignete Operationsmethoden können Nervenverletzungen verringert werden.

Zu den Symptomen zählen Taubheitsgefühl, Kribbeln und Überempfindlichkeit.

Narbenbildung:

Beschreibung: An den Stellen einer Fettabsaugung oder Injektion kann es zur Narbenbildung kommen.

Vorbeugung: Es kann sinnvoll sein, die Empfehlungen zur postoperativen Pflege zu befolgen und Narbenbehandlungen anzuwenden.

Zu den Symptomen gehören erhabene, rote oder dickere Narben.

Anästhesie Komplikationen:

Beschreibung: Anästhesie Reaktionen können mittelschwer oder schwerwiegend sein.

Prävention: Umfassende präoperative Untersuchungen und Überwachung während der gesamten Operation.

Zu den Symptomen zählen Übelkeit, Erbrechen und in seltenen Fällen schwere allergische Reaktionen.

Schwerwiegende Komplikationen

Obwohl sie seltener vorkommen, sind ernsthafte Probleme möglich und können lebensbedrohlich sein. Das Verständnis dieser Risiken ist entscheidend, um fundierte Entscheidungen treffen zu können.

Fettembolie:

Beschreibung: Eine Fettembolie tritt auf, wenn Fett in den Blutkreislauf gelangt und die Blutgefäße verstopft, was tödlich sein kann.

Vorbeugung: Chirurgen sollten vermeiden, Fett in tiefe Muskelschichten zu injizieren, die wichtige Blutgefäße enthalten. Zu den Symptomen gehören plötzliche Kurzatmigkeit, Brustbeschwerden und Orientierungslosigkeit.

Lungenembolie;

Beschreibung: Ein Blutgerinnsel, das in die Lunge gelangt und eine Verstopfung verursacht.

Prävention: Frühzeitige Mobilisierung und blutverdünnende Medikamente nach der Operation.

Zu den Symptomen zählen Atembeschwerden, eine hohe Herzfrequenz und akutes Unwohlsein in der Brust.

Tiefe Venenthrombose (TVT):

Beschreibung: Blutgerinnsel bilden sich in tiefen Venen, typischerweise in den Beinen.

Prävention: Kompressionskleidung, frühe Mobilisierung und Blutverdünner.

Zu den Symptomen zählen Schwellung, Unwohlsein und Rötungen in der betroffenen Extremität.

Nekrose:

Beschreibung: Fettzellen sterben aufgrund unzureichender Blutversorgung ab, was zum Absterben des Gewebes führt.

Vorbeugung: Verwenden Sie geeignete Operationsmethoden und sorgen Sie für eine postoperative Betreuung.

Zu den Symptomen zählen Verfärbung, Beschwerden und Gewebeabbau.

Fallstudien und Beispiele aus der Praxis

Das Verständnis der realen Auswirkungen von BBL anhand von Fallstudien und Erfahrungsberichten von Menschen kann wichtige Erkenntnisse über potenzielle Gefahren und Folgen liefern.

In Fallstudie 1 : Erfolgreiches Ergebnis mit minimalen Komplikationen ist das Patientenprofil wie folgt: Eine 32-jährige Dame ließ sich von einem staatlich anerkannten plastischen Chirurgen einer BBL unterziehen.

Vorgehensweise: Fett wird aus Bauch und Oberschenkeln entnommen und in das Gesäß injiziert.

Ergebnis : Die Patientin berichtete von mäßigen Schwellungen und Blutergüssen, die nach einigen Wochen verschwanden. Sie erreichte die beabsichtigten Ergebnisse ohne größere Schwierigkeiten.

Fallstudie 2: Schwerwiegende Komplikation – Fettembolie : Patientenprofil; Eine 28-jährige Dame ließ sich von einem ungeschulten Arzt einer BBL unterziehen.

Vorgehensweise: Fett wurde in tiefe Muskelschichten injiziert, was zu einer Fettembolie führte.

Ergebnis: Während der Operation entwickelte die Patientin akute Atemnot und Brustbeschwerden. Trotz rascher Behandlung hatte sie ernsthafte Probleme und musste länger im Krankenhaus bleiben.

Geschichte aus dem wahren Leben: Emotionale und psychologische Auswirkungen :

Patientenprofil: Eine 35-jährige Dame dokumentierte ihre BBL-Erfahrung in den sozialen Medien.

Der Eingriff: Die Behandlung wurde von einem renommierten Chirurgen durchgeführt und verlief gut.

Ergebnis: Trotz des körperlichen Erfolgs betonte der Patient die emotionalen und psychologischen Hürden der Rehabilitation und unterstrich die Notwendigkeit einer mentalen Vorbereitung und von Unterstützungssystemen.

Obwohl BBL erhebliche kosmetische Vorteile bieten kann, ist es wichtig, sich der damit verbundenen Risiken und Folgen bewusst zu sein. Das Verständnis dieser Gefahren und das Lernen aus realen Erfahrungen ermöglicht es potenziellen Patienten, fundierte Entscheidungen zu treffen und die Behandlung mit realistischen Erwartungen und einem Schwerpunkt auf Sicherheit anzugehen.

Auswahl eines qualifizierten Chirurgen

Bedeutung der Board-Zertifizierung

Die Wahl eines qualifizierten Chirurgen ist der wichtigste Schritt für ein sicheres und erfolgreiches Brazilian Butt Lift (BBL). Die Zertifizierung durch den Facharzt ist ein wichtiger Indikator für die Fachkompetenz eines Chirurgen und sein Engagement für die Einhaltung hoher Standards in seiner Praxis.

Warum die Zertifizierung durch den Vorstand wichtig ist :

Strenge Ausbildung : Staatlich geprüfte plastische Chirurgen durchlaufen eine umfassende Ausbildung, die das Medizinstudium, die Facharztausbildung und spezielle Stipendienprogramme umfasst.

Prüfungen : Sie müssen umfassende Prüfungen bestehen, die ihre Kenntnisse und Fähigkeiten in der plastischen Chirurgie testen.

Weiterbildung : Fachärzte für Chirurgie müssen an Weiterbildungen teilnehmen, um über die neuesten Fortschritte und Techniken auf dem Laufenden zu bleiben.

Ethische Standards : Sie halten sich an strenge ethische Richtlinien und Praxisstandards und gewährleisten so die Patientensicherheit und berufliche Integrität.

So recherchieren und überprüfen Sie Anmeldeinformationen

Um sicherzustellen, dass Sie in guten Händen sind, ist es wichtig, die Qualifikationen eines Chirurgen zu recherchieren und zu überprüfen. Hier sind einige Schritte, die Ihnen dabei helfen:

Überprüfen Sie die Zertifizierung des Boards :

American Board of Plastic Surgery (ABPS) : Überprüfen Sie, ob der Chirurg vom ABPS oder einem gleichwertigen Gremium in Ihrem Land zertifiziert ist.

Online-Verifizierung : Verwenden Sie offizielle Websites wie die ABPS oder die International Society of Aesthetic Plastic Surgery (ISAPS), um den Zertifizierungsstatus zu überprüfen.

Überprüfen Sie die professionellen Mitgliedschaften :

Berufsverbände : Die Mitgliedschaft in Verbänden wie der American Society of Plastic Surgeons (ASPS) oder der International Society of Aesthetic Plastic Surgery (ISAPS) zeugt von Ihrem Engagement für Spitzenleistungen.

Aktive Teilnahme : Suchen Sie nach Chirurgen, die aktiv an Konferenzen, Workshops und Aktivitäten zur beruflichen Weiterbildung teilnehmen.

Erfahrung und Spezialisierung prüfen :

Jahrelange Praxiserfahrung : Berücksichtigen Sie die jahrelange Erfahrung des Chirurgen bei der Durchführung von BBL-Verfahren.

Spezialisierung : Stellen Sie sicher, dass der Chirurg auf Körperformung spezialisiert ist und über eine beträchtliche Anzahl von BBL-Operationen in seinem Portfolio verfügt.

Lesen Sie Bewertungen und Erfahrungsberichte :

Patientenbewertungen : Suchen Sie auf seriösen Websites und in Foren nach Bewertungen. Achten Sie sowohl auf positives als auch auf negatives Feedback.

Vorher-Nachher-Fotos : Sehen Sie sich das Portfolio der Vorher-Nachher-Fotos des Chirurgen an, um die Qualität und Konsistenz seiner Arbeit zu beurteilen.

Krankenhausprivilegien überprüfen :

Akkreditierte Einrichtungen : Stellen Sie sicher, dass der Chirurg die Berechtigung hat, Operationen in akkreditierten Krankenhäusern oder chirurgischen Zentren durchzuführen. Dies weist auf ein anerkanntes Kompetenzniveau hin.

Fragen, die während der Konsultation gestellt werden sollten

Bei einem Beratungsgespräch können Sie die Qualifikation, Erfahrung und Vorgehensweise des Chirurgen beurteilen. Hier sind die wichtigsten Fragen, die Sie stellen sollten:

Über den Chirurgen :

Sind Sie Facharzt für plastische Chirurgie?

Wie viele BBL-Verfahren haben Sie durchgeführt?

Verfügen Sie über die Krankenhauszulassung, diesen Eingriff durchzuführen?

Über das Verfahren :

Können Sie das BBL-Verfahren im Detail erklären?

Welche potenziellen Risiken und Komplikationen sind mit BBL verbunden?

Wie gehen Sie mit Komplikationen um, falls welche auftreten?

Über die Ergebnisse :

> Kann ich Vorher- und Nachher-Fotos Ihrer früheren BBL-Patienten sehen?
>
> Welche Ergebnisse kann ich realistischerweise erwarten?
>
> Wie lange halten die Ergebnisse an und welche Pflege ist erforderlich?

Über die Wiederherstellung :

> Wie läuft der Genesungsprozess ab?
>
> Welche postoperative Pflege benötige ich?
>
> Wie lange dauert es, bis ich meine normalen Aktivitäten wieder aufnehmen kann?

Zu den Kosten :

> Wie hoch sind die Gesamtkosten des Verfahrens einschließlich aller Gebühren?
>
> Gibt es Finanzierungsmöglichkeiten?
>
> Wie ist Ihre Richtlinie hinsichtlich eventuell erforderlicher Überarbeitungen oder Nachbesserungen?

Konversation im echten Leben

Stellen Sie sich vor, Sie sitzen in einem Sprechzimmer und sind aufgeregt und nervös. Der Chirurg kommt herein und Sie beginnen, Ihre Ziele und Bedenken zu besprechen. Dieses Kapitel soll Ihnen diese Erfahrung vermitteln und Ihnen das Wissen und die Sicherheit vermitteln, die richtigen Fragen zu stellen und fundierte Entscheidungen zu treffen.

Chirurg : „Ich freue mich, dass Sie eine BBL in Betracht ziehen. Es ist wichtig, sowohl die Vorteile als auch die Risiken zu verstehen. Beginnen wir mit Ihren Zielen. "Was hoffen Sie mit diesem Verfahren zu erreichen?"

Sie : „Ich möchte ein volleres, konturiertes Aussehen. Ich habe mich ein wenig informiert, aber ich bin besorgt über die Risiken. "Woher weiß ich, dass ich in guten Händen bin?"

Chirurg : „Das ist eine gute Frage. Ich bin vom American Board of Plastic Surgery zertifiziert und habe über 200 BBL-Eingriffe durchgeführt. Die Patientensicherheit steht bei mir an erster Stelle und ich verwende die neuesten Techniken, um Risiken zu minimieren. "Lassen Sie uns den Eingriff durchgehen und was Sie erwarten können."

Am Ende dieses Kapitels sollten Sie sich in der Lage fühlen, einen qualifizierten Chirurgen zu wählen, der Ihre Sicherheit in den Vordergrund stellt und die gewünschten Ergebnisse liefert. Denken Sie daran, dass der richtige Chirurg nicht nur die erforderlichen Qualifikationen besitzt, sondern Ihnen während des gesamten Eingriffs auch ein gutes und sicheres Gefühl vermittelt.

Vorbereitungen vor der Operation

Gesundheits Beurteilungen und -freigaben

Bevor Sie sich einem Brazilian Butt Lift (BBL) unterziehen, ist es wichtig, sicherzustellen, dass Sie bei optimaler Gesundheit sind. Dazu gehören eine Reihe von Gesundheitsuntersuchungen und -freigaben, um Risiken zu minimieren und einen reibungslosen Ablauf und eine reibungslose Genesung zu gewährleisten.

Umfassende Krankengeschichte :

Diskussion : Ihr Chirurg bespricht Ihre gesamte Krankengeschichte, einschließlich aller chronischen Erkrankungen, früheren Operationen und aktuellen Medikamenten.

Offenlegung : Seien Sie ehrlich, was gesundheitliche Probleme, Allergien oder Lebensgewohnheiten wie Rauchen oder Alkoholkonsum betrifft.

Körperliche Untersuchung :

Allgemeiner Gesundheitscheck : Es wird eine gründliche körperliche Untersuchung durchgeführt, um Ihren allgemeinen Gesundheitszustand zu beurteilen.

Zielbereiche : Der Chirurg beurteilt die Bereiche, aus denen Fett entnommen wird, und das Gesäß, um den Eingriff zu planen.

Labortests :

- **Blutuntersuchungen** : Diese sind wichtig, um mögliche Grunderkrankungen festzustellen, die sich auf die Operation oder die Genesung auswirken könnten, wie etwa Anämie oder Gerinnungsstörungen.
- **Weitere Tests** : Abhängig von Ihrem Gesundheitszustand können weitere Tests wie ein EKG (Elektrokardiogramm) oder eine Röntgenaufnahme des Brustkorbs erforderlich sein.

Freigaben von Spezialisten :

Facharzt Konsultationen : Wenn Sie an chronischen Erkrankungen leiden, benötigen Sie möglicherweise die Genehmigung eines Facharztes, beispielsweise eines Kardiologen oder Endokrinologen.

Operationstauglichkeit : Diese Freigaben stellen sicher, dass Ihr Körper die Belastungen einer Operation und der Narkose bewältigen kann.

Realistische Erwartungen setzen

Um ein zufriedenstellendes Ergebnis zu erzielen, ist es wichtig, realistische Erwartungen zu setzen. Wenn Sie verstehen, was mit dem Eingriff erreicht werden kann und was nicht, können Sie der Operation mit einer klaren und positiven Einstellung entgegentreten.

Einschränkungen verstehen :

Natürliche Ergebnisse : BBL verbessert Ihre natürliche Form durch die Verwendung Ihres eigenen Fetts, was bedeutet, dass die Ergebnisse je nach Körpertyp und Fettverteilung variieren.

Inkrementelle Änderungen : Wesentliche Änderungen sind möglich, sie sollten jedoch im Rahmen dessen liegen, was Ihr Körper erreichen kann.

Beratungsgespräche :

Gewünschte Ergebnisse : Kommunizieren Sie Ihrem Chirurgen klar Ihre Ziele und gewünschte Ergebnisse.

Input des Chirurgen : Hören Sie auf die professionelle Meinung Ihres Chirurgen darüber, was realistisch erreicht werden kann.

Überprüfung von Vorher- und Nachher-Fotos :

Portfolio-Überprüfung : Sehen Sie sich Vorher- und Nachher-Fotos früherer Patienten an, um eine Vorstellung von den Ergebnissen zu bekommen, die Sie erwarten können.

Vielfältige Beispiele : Stellen Sie sicher, dass die Fotos Patienten mit einem ähnlichen Körperbau wie Ihnen zeigen.

Realität nach der Operation :

Anfängliche Schwellung : Bedenken Sie, dass es anfänglich zu Schwellungen und Blutergüssen kommen wird und dass es einige Zeit dauert, bis sich endgültige Ergebnisse zeigen.

Aufrechterhaltung : Bedenken Sie, dass zur Aufrechterhaltung der Ergebnisse möglicherweise Änderungen des Lebensstils erforderlich sind, wie z. B. eine gesunde Ernährung und regelmäßige Bewegung.

Mentale und körperliche Vorbereitung

Für eine erfolgreiche Operation und eine reibungslose Genesung ist die mentale und körperliche Vorbereitung unerlässlich. So bereiten Sie sich vor:

Mentale Vorbereitung :

- **Emotionale Bereitschaft** : Stellen Sie sicher, dass Sie emotional auf die Operation und den Genesungsprozess vorbereitet sind. Dazu gehört, dass Sie die Risiken verstehen und bereit sind, die Anweisungen zur postoperativen Pflege zu befolgen.
- **Unterstützungssystem** : Sorgen Sie für emotionale und praktische Unterstützung während Ihrer Genesungsphase durch Familie und Freunde.
- **Beratung** : Erwägen Sie, mit einem Berater oder Therapeuten zu sprechen, wenn Sie Ängste oder Bedenken hinsichtlich der Operation haben.

Körperliche Vorbereitung :

- **Gesunder Lebensstil** : Nehmen Sie in den Wochen vor der Operation einen gesunden Lebensstil an. Dazu gehören eine ausgewogene Ernährung, regelmäßige Bewegung und ausreichende Flüssigkeitszufuhr.

- **Vermeiden Sie Rauchen und Alkohol** : Hören Sie mindestens einige Wochen vor der Operation mit dem Rauchen auf und vermeiden Sie Alkohol, da diese die Heilung beeinträchtigen und das Komplikationsrisiko erhöhen können.
- **Anpassung der Medikation** : Befolgen Sie die Anweisungen Ihres Chirurgen bezüglich aller Medikamente, die Sie vor der Operation absetzen oder anpassen müssen.

Praktische Vorkehrungen :

- **Aufwachraum** : Bereiten Sie zu Hause einen komfortablen Aufwachraum mit allen notwendigen Utensilien wie Kissen, Medikamenten und leicht erreichbaren wichtigen Dingen vor.
- **Transport** : Sorgen Sie dafür, dass Sie jemand zum und vom Operationssaal fährt und Ihnen während der ersten Genesungsphase zur Seite steht.
- **Freistellung** : Planen Sie ausreichend Freistellung von der Arbeit und anderen Verpflichtungen ein, um sich auf Ihre Genesung zu konzentrieren.

Konversation im echten Leben

Stellen Sie sich vor, Sie treffen sich mit Ihrem Chirurgen zu einem Beratungsgespräch vor der Operation. Sie sind aufgeregt und nervös, und Ihr Chirurg ist da, um Sie durch den Prozess zu führen.

Chirurg : „Die Vorbereitung auf Ihre BBL ist genauso wichtig wie die Operation selbst. Beginnen wir mit Ihrer Gesundheitsuntersuchung. "Hatten Sie kürzlich irgendwelche medizinischen Probleme oder Operationen?"

Sie : „Keine aktuellen Probleme, aber ich leide seit einiger Zeit unter Asthma. "Wird sich das auf die Operation auswirken?"

Chirurg : „Wir müssen die Genehmigung Ihres Lungen Facharztes einholen, um sicherzustellen, dass Ihr Asthma gut unter Kontrolle ist. Es ist wichtig, alle gesundheitlichen Bedenken auszuräumen, bevor wir fortfahren. Lassen Sie uns nun über Ihre Erwartungen sprechen. "Was hoffen Sie mit diesem Verfahren zu erreichen?"

Sie : „Ich möchte ein volleres, konturiertes Aussehen, bin mir aber nicht sicher, was realistisch ist."

Chirurg : „Das ist ein großartiges Ziel. Wir werden uns einige Vorher- und Nachher-Fotos von Patienten mit ähnlichem Körperbau ansehen, damit Sie sich ein besseres Bild davon machen können, was Sie erwartet. "Denken Sie daran, dass es einige Monate dauern wird, bis die endgültigen Ergebnisse vollständig sichtbar sind."

Am Ende dieses Kapitels sollten Sie sich sowohl geistig als auch körperlich gut auf Ihre BBL-Reise vorbereitet fühlen. Wenn Sie die Bedeutung von Gesundheits Beurteilungen verstehen, realistische Erwartungen setzen und sich gründlich vorbereiten, wird dies zu einem reibungslosen und erfolgreichen Erlebnis.

Der Tag der Operation

Was Sie erwartet

Der Tag Ihrer Brazilian Butt Lift (BBL)-Operation kann sowohl aufregend als auch nervenaufreibend sein. Wenn Sie wissen, was Sie erwartet, können Sie Ihre Angst lindern und sicherstellen, dass Sie vollständig auf den Eingriff vorbereitet sind.

Ankunft in der chirurgischen Einrichtung :

- **Check-In** : Sie kommen in der chirurgischen Einrichtung an und checken an der Rezeption ein. Stellen Sie sicher, dass Sie alle erforderlichen Dokumente und Ausweise dabei haben.
- **Präoperativer Bereich** : Sie werden in einen präoperativen Bereich gebracht, wo Sie einen OP-Kittel anziehen und Ihr OP-Team treffen.

Vorbereitungen vor der Operation :

- **Vitalzeichen** : Eine Krankenschwester überprüft Ihre Vitalzeichen, einschließlich Blutdruck, Herzfrequenz und Temperatur.
- **IV-Leitung** : Während der Operation wird eine intravenöse (IV) Leitung gelegt, um Flüssigkeiten und Medikamente zu verabreichen.
- **Markieren der Operationsstellen** : Ihr Chirurg markiert die Bereiche an Ihrem Körper, an denen Fett entnommen und injiziert wird. Dieser Schritt ist entscheidend, um die gewünschten Ergebnisse zu erzielen.

Treffen mit dem Anästhesisten :

- **Diskussion** : Der Anästhesist bespricht den Anästhesie Plan mit Ihnen, einschließlich der Art der anzuwendenden Anästhesie und was während und nach dem Eingriff zu erwarten ist.
- **Fragen** : Dies ist ein guter Zeitpunkt, um letzte Fragen zu stellen oder etwaige Bedenken zu äußern.

Letzte Vorbereitungen :

- **Einverständniserklärungen** : Sie unterschreiben Einverständniserklärungen, mit denen Sie bestätigen, dass Sie das Verfahren, die Risiken und die möglichen Komplikationen verstehen.
- **Entspannung** : Bevor Sie in den Operationssaal gebracht werden, erhalten Sie ein Beruhigungsmittel zur Entspannung.

Rolle der Anästhesie

Die Anästhesie spielt eine entscheidende Rolle für Ihr Wohlbefinden und Ihre Sicherheit während des BBL-Eingriffs. Wenn Sie verstehen, wie sie funktioniert, können Sie eventuelle Bedenken ausräumen.

Arten der Anästhesie :

Vollnarkose : Sie sind völlig bewusstlos und bemerken den Eingriff nicht. Dies ist die am häufigsten verwendete Anästhesieart bei BBL.

Lokalanästhesie mit Sedierung : Der Operationsbereich wird betäubt und Sie erhalten Beruhigungsmittel, die Ihnen beim Entspannen helfen. Sie sind möglicherweise wach, spüren aber keine Schmerzen.

Verwaltung :

IV-Leitung : Die Anästhesie wird normalerweise über die IV-Leitung verabreicht, die während der Vorbereitungen vor der Operation durchgeführt wird.

Überwachung : Während des gesamten Eingriffs überwacht der Anästhesist Ihre Vitalfunktionen, einschließlich Herzfrequenz, Blutdruck und Sauerstoffgehalt, um Ihre Sicherheit zu gewährleisten.

Aufwachen aus der Narkose :

Aufwachen : Nach der Operation werden Sie in einen Aufwachraum gebracht, wo Sie langsam aus der Narkose erwachen.

Nebenwirkungen : Häufige Nebenwirkungen sind Benommenheit, Übelkeit und Halsschmerzen, wenn ein Beatmungsschlauch verwendet wurde. Diese Wirkungen klingen normalerweise innerhalb weniger Stunden ab.

Sofortige postoperative Pflege

Die Zeit unmittelbar nach der Operation ist entscheidend für Ihre Genesung und den Erfolg Ihrer BBL. Hier erfahren Sie, was Sie in dieser Zeit erwartet und wie Sie sich selbst pflegen sollten:

Aufwachraum :

- **Überwachung** : Krankenschwestern überwachen Ihre Vitalfunktionen und stellen sicher, dass Sie sich gut von der Narkose erholen.
- **Schmerzbehandlung** : Sie erhalten Schmerzmittel, um eventuelle Beschwerden zu lindern. Es ist wichtig, dass Sie dem Pflegepersonal Ihr Schmerzniveau mitteilen.

Erste Wiederherstellung :

- **Kompressionskleidung** : Sie erhalten Kompressionskleidung, um Schwellungen zu reduzieren und die neu konturierten Bereiche zu stützen.
- **Positionierung** : Um die Fetttransplantation zu schützen, sollten Sie vermeiden, direkt auf Ihrem Gesäß zu sitzen. Es können spezielle Kissen oder Polster bereitgestellt werden, die Ihnen helfen, auf dem Bauch oder der Seite zu liegen.

Anweisungen zum Entladen :

- **Pflegeanweisungen** : Sie erhalten detaillierte Anweisungen zur Pflege Ihrer Operationsstellen, einschließlich Anweisungen zur Reinigung und Verbindung der Einschnitte.
- **Aktivitätseinschränkungen** : Es wird Ihnen geraten, mehrere Wochen lang anstrengende Aktivitäten und das Heben schwerer Lasten zu vermeiden. Um die Durchblutung anzuregen, wird leichtes Gehen empfohlen.
- **Nachsorgetermine** : Vereinbaren Sie Nachsorgetermine mit Ihrem Chirurgen,

um Ihren Fortschritt zu überwachen und etwaige Bedenken auszuräumen.
Unterstützungssystem :
- **Hilfe** : Bitten Sie einen Freund oder ein Familienmitglied, Sie nach Hause zu fahren und Ihnen während der ersten Genesungsphase zu helfen.
- **Emotionale Unterstützung** : Ein vorhandenes Unterstützungssystem kann Ihnen helfen, die emotionalen und körperlichen Herausforderungen der Genesung zu bewältigen.

Konversation im echten Leben

Stellen Sie sich vor, Sie liegen im Aufwachraum und erwachen langsam aus der Narkose. Ihr Chirurg kommt herein, um nach Ihnen zu sehen und Ihnen einige Anweisungen für die unmittelbare postoperative Pflege zu geben.

Chirurg : „Wie fühlen Sie sich? Die Operation ist gut verlaufen, und jetzt müssen wir uns auf Ihre Genesung konzentrieren. Denken Sie daran, in den nächsten Wochen nicht direkt auf Ihrem Gesäß zu sitzen. Verwenden Sie das spezielle Kissen, das wir Ihnen zur Verfügung gestellt haben, um auf dem Bauch oder der Seite zu liegen."

Sie : „Ich fühle mich etwas benommen und habe Schmerzen. "Wie lange wird es dauern, bis der Schmerz nachlässt?"

Chirurg : „Das ist normal. Die Schmerzen sollten in den nächsten Tagen allmählich nachlassen. Wir haben Ihnen Schmerzmittel gegeben, damit Sie sie besser in den Griff bekommen. Befolgen Sie unbedingt die Pflegeanweisungen und nehmen Sie an Ihren Nachsorge Terminen teil, damit wir Ihre Fortschritte überwachen können."

Erholung nach der Operation

Der Zeitplan für die Wiederherstellung

Das Verständnis des Genesungs Zeitplans für ein Brazilian Butt Lift (BBL) ist entscheidend, um die Erwartungen zu steuern und einen reibungslosen Heilungsprozess sicherzustellen. Hier ist eine detaillierte Aufschlüsselung dessen, was Sie in jeder Phase der Genesung erwartet:

Unmittelbar nach der Operation (erste 24–48 Stunden) :

- **Beobachtung** : Sie werden einige Stunden lang in einem Aufwachraum überwacht, bevor Sie entlassen werden.
- **Schmerzen und Beschwerden** : Rechnen Sie mit Schmerzen, Schwellungen und Blutergüssen. Zur Linderung der Beschwerden werden Ihnen Schmerzmittel verschrieben.
- **Mobilität** : Sie werden ermutigt, sich sanft zu bewegen, um die Durchblutung anzuregen und Blutgerinnseln vorzubeugen.

Frühe Genesung (erste Woche) :

- **Ruhe und Pflege** : Ruhe ist in dieser Zeit äußerst wichtig. Vermeiden Sie es, direkt auf Ihrem Gesäß zu sitzen, und verwenden Sie ein spezielles Kissen oder Polster, um auf dem Bauch oder der Seite zu liegen.
- **Kompressionskleidung** : Tragen Sie gemäß Anweisung Kompressionskleidung, um Schwellungen zu reduzieren und die neu konturierten Bereiche zu stützen.
- **Nachsorgetermin** : Nehmen Sie an Ihrem ersten Nachsorgetermin teil, um sicherzustellen, dass alles richtig verheilt ist.

Mitte der Genesung (Woche 2-4) :

- **Allmähliche Steigerung der Aktivität :** Sie können Ihr Aktivitätsniveau allmählich steigern, vermeiden Sie jedoch anstrengende Aktivitäten und das Heben schwerer Lasten.
- **Schwellungen und Blutergüsse :** Schwellungen und Blutergüsse beginnen abzuklingen, es können jedoch Rest Schwellungen bestehen bleiben.
- **Weiterführende Pflege :** Tragen Sie weiterhin Kompressionskleidung und befolgen Sie die Pflegeanweisungen Ihres Chirurgen.

Späte Erholung (Woche 5-8) :

- **Wiederaufnahme normaler Aktivitäten** : Sie können die meisten normalen Aktivitäten wieder aufnehmen, vermeiden Sie jedoch weiterhin, über längere Zeit direkt auf Ihrem Gesäß zu sitzen.
- **Endgültige Ergebnisse** : Sie werden deutliche Ergebnisse sehen, wenn die Schwellung weiter abnimmt.
- **Folgetermine** : Nehmen Sie an allen geplanten Folgeterminen teil, um Ihre Fortschritte zu überwachen.

Vollständige Genesung (nach 8 Wochen) :

- **Endgültige Heilung** : Die meisten Patienten sind zu diesem Zeitpunkt vollständig geheilt und können alle normalen Aktivitäten, einschließlich Sport, wieder aufnehmen.
- **Langzeitpflege** : Achten Sie auf einen gesunden Lebensstil, um Ihre Ergebnisse zu erhalten. Befolgen Sie alle weiteren Pflegeanweisungen Ihres Chirurgen.

Umgang mit Schmerzen und Beschwerden

Für eine reibungslose Genesung ist die effektive Behandlung von Schmerzen und Beschwerden unerlässlich. Hier sind einige Strategien, die Ihnen dabei helfen, damit umzugehen:

Schmerzmittel :

- **Verschreibungspflichtige Medikamente** : Nehmen Sie zur Linderung akuter Schmerzen die von Ihrem Chirurgen verschriebenen Schmerzmittel ein.
- **Frei verkäufliche Optionen** : Verwenden Sie frei verkäufliche Schmerzmittel wie Paracetamol, wenn Ihr Chirurg diese empfiehlt.

Kalte Kompressen :

- **Schwellungsreduktion** : Legen Sie kalte Kompressen auf die betroffenen Stellen, um die Schwellung zu reduzieren und den Schmerz zu betäuben.
- **Häufigkeit** : Verwenden Sie in den ersten Tagen nach der Operation mehrmals täglich 15–20 Minuten lang kalte Kompressen.

Richtige Positionierung :

- **Vermeiden Sie das Sitzen** : Vermeiden Sie es, mindestens zwei Wochen lang direkt auf Ihrem Gesäß zu sitzen. Verwenden Sie ein spezielles Kissen oder Polster, um auf dem Bauch oder der Seite zu liegen.
- **Beine hochlegen** : Legen Sie Ihre Beine hoch, wenn Sie liegen, um Schwellungen zu reduzieren und die Durchblutung zu verbessern.

Flüssigkeitszufuhr und Ernährung :

- o **Bleiben Sie hydriert** : Trinken Sie viel Wasser, um hydriert zu bleiben und den Heilungsprozess zu unterstützen.
- o **Ausgewogene Ernährung** : Ernähren Sie sich ausgewogen und reich an Vitaminen und Mineralstoffen, um die Heilung zu fördern und Entzündungen zu reduzieren.

Sanfte Bewegung :

- o **Leichtes Gehen** : Machen Sie leichtes Gehen, um die Durchblutung anzuregen und Blutgerinnseln vorzubeugen.
- o **Vermeiden Sie Belastungen** : Vermeiden Sie anstrengende Aktivitäten und das Heben schwerer Lasten, bis Ihr Chirurg dies genehmigt.

Anzeichen von Komplikationen erkennen

Das Erkennen der Anzeichen möglicher Komplikationen ist entscheidend für ein rechtzeitiges Eingreifen und eine sichere Genesung. Hier sind einige Anzeichen, auf die Sie achten sollten:

Infektion :

- **Symptome** : Rötung, Schwellung, Wärme und Ausfluss aus der Operationsstelle, zusammen mit Fieber und Schüttelfrost.
- **Maßnahme** : Kontaktieren Sie sofort Ihren Chirurgen, wenn Sie Anzeichen einer Infektion bemerken.

Fettembolie :

- **Symptome** : Plötzliche Kurzatmigkeit, Brustschmerzen, schneller Herzschlag und Verwirrung.
- **Maßnahme** : Suchen Sie sofort einen Arzt auf, wenn bei Ihnen eines dieser Symptome auftritt.

Serombildung :

- **Symptome** : Schwellung, Flüssigkeitsaustritt und Beschwerden an der Operationsstelle.
- **Maßnahme** : Informieren Sie Ihren Chirurgen, wenn Sie eine ungewöhnliche Schwellung oder Flüssigkeitsansammlung bemerken.

Tiefe Venenthrombose (TVT) :

- **Symptome** : Schwellung, Schmerzen und Rötungen in den Beinen.
- **Maßnahme** : Kontaktieren Sie Ihren Chirurgen, wenn bei Ihnen Anzeichen einer tiefen Venenthrombose auftreten.

Nekrose :

- **Symptome** : Verfärbung, Schmerzen und Gewebeabbau an den Injektionsstellen.
- **Maßnahme** : Benachrichtigen Sie Ihren Chirurgen, wenn Sie Anzeichen einer Gewebsnekrose beobachten.

Konversation im echten Leben

Stellen Sie sich vor, Sie sind ein paar Tage nach der Operation zu Hause und fühlen sich von der Genesung etwas überfordert. Sie beschließen, die Praxis Ihres Chirurgen anzurufen und um Rat zu fragen.

Sie : „Hallo, meine Operation ist jetzt ein paar Tage her und ich habe ziemliche Schmerzen und Schwellungen. "Ist das normal?"

Praxis des Chirurgen : „Ja, es ist völlig normal, dass Sie sich in der ersten Woche wund und geschwollen fühlen. Achten Sie darauf, dass Sie Ihre Schmerzmittel wie verschrieben einnehmen und verwenden Sie kalte Kompressen, um die Schwellung zu reduzieren. "Denken Sie daran, nicht direkt auf Ihrem Gesäß zu sitzen und verwenden Sie das spezielle Kissen, das wir zur Verfügung stellen."

Sie : „Mir ist auch aufgefallen, dass sich an den Einschnitt Stellen Rötungen bilden. "Muss ich mir Sorgen machen?"

Chirurgie Praxis : „Eine leichte Rötung ist normal, aber wenn Sie Anzeichen einer Infektion wie verstärkte Rötung, Wärme, Ausfluss oder Fieber bemerken, kontaktieren Sie uns bitte sofort. "Es ist wichtig, Ihre Symptome genau zu beobachten."

Langfristige Pflege und Wartung

Ergebnisse aufrechterhalten

Um die Ergebnisse Ihres Brazilian Butt Lift (BBL) aufrechtzuerhalten, ist kontinuierliche Pflege und Aufmerksamkeit erforderlich. So stellen Sie sicher, dass Ihre verbesserten Konturen wie gewünscht bleiben:

Gesunde Ernährung :

- **Ausgewogene Ernährung** : Konzentrieren Sie sich auf eine ausgewogene Ernährung, reich an Proteinen, gesunden Fetten und Vitaminen, um die allgemeine Gesundheit und die Elastizität der Haut zu unterstützen.
- **Flüssigkeitszufuhr** : Trinken Sie viel Wasser, um Ihre Haut mit Feuchtigkeit zu versorgen und die Geschmeidigkeit der Fetttransplantation zu bewahren.

Regelmäßige Bewegung :

- **Aktivitäten mit geringer Belastung** : Machen Sie Übungen mit geringer Belastung wie Gehen, Schwimmen und Yoga, um Ihre Ergebnisse aufrechtzuerhalten, ohne das Gesäß übermäßig zu belasten.
- **Krafttraining** : Integrieren Sie Krafttrainingsübungen, die auf die Gesäßmuskulatur abzielen, wie Kniebeugen und Ausfallschritte, um den Muskeltonus zu verbessern und aufrechtzuerhalten.

Vermeiden Sie starke Gewichtsschwankungen :

- **Stabiles Gewicht** : Versuchen Sie, Ihr Gewicht stabil zu halten, da eine erhebliche Gewichtszunahme oder -abnahme das Aussehen der Hauttransplantate beeinträchtigen kann.
- **Gesunder Lebensstil** : Nehmen Sie einen gesunden Lebensstil an, der regelmäßige körperliche Aktivität und bewusste Essgewohnheiten umfasst.

Änderungen des Lebensstils und Empfehlungen

Durch die Einführung bestimmter Änderungen Ihres Lebensstils können Sie Ihre BBL-Ergebnisse und Ihr allgemeines Wohlbefinden aufrechterhalten:

Vermeiden Sie Rauchen und Alkohol :

- **Rauchen** : Rauchen kann die Durchblutung beeinträchtigen und die Lebensdauer der Hauttransplantate beeinträchtigen. Am besten vermeiden Sie das Rauchen ganz.
- **Alkohol** : Begrenzen Sie den Alkoholkonsum, da übermäßiger Alkoholkonsum zu einer Gewichtszunahme führen und sich negativ auf Ihre Ergebnisse auswirken kann.

Richtige Sitztechniken :

Spezielle Kissen : Verwenden Sie spezielle Kissen oder Polster, die den Druck auf das Gesäß beim Sitzen verringern.

- **Häufige Pausen** : Machen Sie häufig Pausen, um aufzustehen und sich zu bewegen, wenn Sie längere Zeit sitzen müssen.

Hautpflege :

- **Feuchtigkeitsversorgung** : Versorgen Sie Ihre Haut regelmäßig mit Feuchtigkeit, um sie mit Feuchtigkeit zu versorgen und ihre Elastizität zu bewahren.
- **Sonnenschutz** : Schützen Sie Ihre Haut vor übermäßiger Sonneneinstrahlung, indem Sie Sonnenschutzmittel verwenden und schützende Kleidung tragen.

Kleidungsauswahl :

- **Stützende Kleidung** : Tragen Sie stützende Kleidung, die das Gesäß nicht übermäßig eingedrückt.
- **Bequeme Passform** : Wählen Sie Kleidung, die bequem sitzt und die Blutzufuhr zum Gesäß nicht einschränkt.

Folgetermine

Regelmäßige Nachsorgetermine bei Ihrem Chirurgen sind wichtig, um Ihre Fortschritte zu überwachen und etwaige Bedenken auszuräumen:

Erstes Follow-up :

- **Erster Termin** : Ihr erster Nachsorgetermin wird normalerweise innerhalb einer Woche nach der Operation vereinbart, um Ihren Heilungsprozess zu überprüfen und etwaige unmittelbare Bedenken anzusprechen.

Nachfolgende Besuche :

Regelmäßige Kontrolluntersuchungen : Planen Sie regelmäßige Kontrolluntersuchungen mit Ihrem Chirurgen in von ihm empfohlenen Abständen ein, normalerweise einen Monat, drei Monate, sechs Monate und ein Jahr nach der Operation.

- **Überwachung des Fortschritts** : Bei diesen Terminen kann Ihr Chirurg Ihren Fortschritt überwachen, die Lebensdauer der Hauttransplantate beurteilen und sicherstellen, dass keine Komplikationen auftreten.

Ausräumung von Bedenken :

- **Offene Kommunikation** : Pflegen Sie eine offene Kommunikation mit Ihrem Chirurgen und melden Sie ungewöhnliche Symptome oder Bedenken umgehend.
- **Anpassungen und Nachbesserungen** : Besprechen Sie alle Anpassungen oder Nachbesserungen, die möglicherweise erforderlich sind, um die gewünschten Ergebnisse zu erzielen.

Konversation im echten Leben

Stellen Sie sich vor, Sie haben einen Nachsorgetermin mit Ihrem Chirurgen und besprechen Ihre Fortschritte und etwaige Änderungen Ihres Lebensstils.

Chirurg : „Wie fühlen Sie sich seit der Operation? "Bemerken Sie Veränderungen in Ihren Ergebnissen?"

Sie : „Mir geht es gut, aber ich mache mir ein paar Sorgen, ob ich die Ergebnisse langfristig beibehalten kann. "Worauf sollte ich mich konzentrieren?"

Chirurg : „Das ist eine gute Frage. Ein stabiles Gewicht, eine ausgewogene Ernährung und regelmäßige Bewegung sind der Schlüssel. Vermeiden Sie außerdem das Rauchen und beschränken Sie Ihren Alkoholkonsum. "Denken Sie daran, beim Sitzen spezielle Kissen zu verwenden und halten Sie Ihre Nachsorgetermine ein, damit wir Ihre Fortschritte überwachen können."

Sie : „Ich habe diese Richtlinien befolgt, bin mir aber nicht sicher, ob ich genug tue. "Noch weitere Tipps?"

Chirurg : „Sie sind auf dem richtigen Weg. Behalten Sie einfach Ihre gesunden Gewohnheiten bei und bleiben Sie mit uns in Kontakt, wenn Sie Bedenken haben. "Wir sind hier, um Sie während Ihrer Genesung und darüber hinaus zu unterstützen."

Am Ende dieses Kapitels sollten Sie zuversichtlich sein, dass Sie Ihre BBL-Ergebnisse durch einen gesunden Lebensstil und regelmäßige Nachsorge aufrechterhalten können. Wenn Sie die Bedeutung einer langfristigen Pflege verstehen und die erforderlichen Anpassungen vornehmen, können Sie Ihre verbesserten Konturen noch viele Jahre lang genießen.

Körperliche und emotionale Überlegungen

Körperbild und Selbstwertgefühl

Ein Brazilian Butt Lift (BBL) kann Ihr Körperbild und Ihr Selbstwertgefühl erheblich beeinflussen. Es ist wichtig, diese Veränderungen zu verstehen und zu wissen, wie Sie positiv damit umgehen.

Das Körperbild verstehen :

- **Definition** : Das Körperbild bezieht sich darauf, wie Sie Ihr körperliches Erscheinungsbild wahrnehmen und wie Sie sich in Bezug auf Ihren Körper fühlen.
- **Auswirkungen von BBL** : Ein erfolgreiches BBL kann Ihr Körperbild verbessern, indem es Ihr körperliches Erscheinungsbild verbessert und Ihr Selbstvertrauen stärkt.

Aufbau des Selbstwertgefühls :

- **Positive Affirmationen** : Üben Sie positives Selbstgespräch und Affirmationen, um Ihr Selbstwertgefühl und Ihr Selbstvertrauen zu stärken.
- **Feiern Sie Fortschritte** : Erkennen und feiern Sie die Verbesserungen Ihrer Körperform und wie Sie sich dadurch fühlen.
- **Vermeiden Sie Vergleiche** : Konzentrieren Sie sich auf Ihren einzigartigen Weg und vermeiden Sie Vergleiche mit anderen, insbesondere in den sozialen Medien.

Realistische Erwartungen :

- **Akzeptanz** : Akzeptieren Sie die natürlichen Veränderungen Ihres Körpers und verstehen Sie, dass Perfektion nicht das Ziel ist.
- **Langfristige Perspektive** : Machen Sie sich bewusst, dass die Aufrechterhaltung eines positiven Körperbildes ein fortlaufender Prozess ist, der Selbstfürsorge und Geduld erfordert.

Umgang mit Angst und Stress

Die Entscheidung für eine BBL und der Genesungsprozess können stressig sein. Hier sind Strategien, die Ihnen helfen, mit Angst und Stress umzugehen:

Achtsamkeits- und Entspannungstechniken :

- **Tiefes Atmen** : Machen Sie tiefe Atemübungen, um Ihren Geist zu beruhigen und Stress abzubauen.
- **Meditation** : Meditieren Sie regelmäßig, um Ihr geistiges Wohlbefinden zu steigern und Ängste zu bewältigen.
- **Yoga** : Integrieren Sie Yoga in Ihren Alltag, um Entspannung und körperliches Wohlbefinden zu fördern.

Gesunde Lebensstil Entscheidungen :

- **Ausgewogene Ernährung** : Ernähren Sie sich nährstoffreich, um Ihre körperliche und geistige Gesundheit zu unterstützen.
- **Regelmäßige Bewegung** : Treiben Sie regelmäßig Sport, um Endorphine freizusetzen und Stress abzubauen.
- **Ausreichend Schlaf** : Sorgen Sie dafür, dass Sie genug Schlaf bekommen, um Ihrem Körper bei der Heilung zu helfen und Stress effektiv zu bewältigen.

Professionelle Hilfe :

- **Therapie** : Erwägen Sie ein Gespräch mit einem Therapeuten oder Berater, um eventuelle Ängste oder Stress im Zusammenhang mit der Operation und der Genesung zu besprechen.
- **Selbsthilfegruppen** : Treten Sie Selbsthilfegruppen bei, in denen Sie Ihre Erfahrungen austauschen und von den Erkenntnissen anderer profitieren können, die ähnliche Eingriffe durchlaufen haben.

Unterstützungssystem und Beratung

Ein starkes Unterstützungssystem und Zugang zu Beratung können einen erheblichen Unterschied für Ihre Genesung und Ihr allgemeines Wohlbefinden bedeuten.

1. **Aufbau eines Support Systems** :
    - **Familie und Freunde** : Verlassen Sie sich während Ihrer Genesung auf die emotionale und praktische Unterstützung Ihrer Familie und Freunde.
    - **Offene Kommunikation** : Kommunizieren Sie offen mit Ihren Lieben über Ihre Bedürfnisse und wie sie Ihnen helfen können.

Beratung und Therapie :

- **Beratung vor der Operation** : Erwägen Sie eine Beratung vor der Operation, um sich mental und emotional auf den Eingriff vorzubereiten.
- **Postoperative Beratung** : Nehmen Sie an einer postoperativen Beratung teil, um emotionale Herausforderungen zu bewältigen und Ihre geistige Gesundheit zu unterstützen.

Online-Communitys :

Foren und Gruppen : Treten Sie Online-Foren und Social-Media-Gruppen bei, in denen Sie mit anderen Menschen, die sich einer BBL unterzogen haben, in Kontakt treten können. Der Austausch von Erfahrungen und Ratschlägen kann unglaublich hilfreich sein.
- **Virtuelle Unterstützung** : Nehmen Sie an virtuellen Selbsthilfegruppen und Beratungs Sitzungen teil, wenn persönliche Treffen nicht möglich sind.

Konversation im echten Leben

Stellen Sie sich vor, Sie besprechen Ihre emotionale Reise mit einem engen Freund, der Sie während Ihres BBL-Prozesses unterstützt hat.

Freund : „Wie fühlen Sie sich in Ihrem Körper, nachdem Sie die Operation gemacht haben?

Sie : „Ich bin mit den Ergebnissen wirklich zufrieden, aber ich habe immer noch Momente des Zweifels und der Angst. "Es war eine Achterbahnfahrt."

Freund : „Das ist völlig normal. Denken Sie daran, es ist eine große Veränderung und es ist in Ordnung, gemischte Gefühle zu haben. "Haben Sie darüber nachgedacht, mit einem Therapeuten zu sprechen oder einer Selbsthilfegruppe beizutreten?"

Sie : „Das habe ich tatsächlich. Ich glaube, es würde mir helfen, mit jemandem zu sprechen, der versteht, was ich durchmache. "Ich habe auch versucht, Achtsamkeit zu üben und positiv zu bleiben."

Freund : „Das klingt nach einem tollen Plan. "Du musst nur wissen, dass ich für dich da bin und dass du nicht allein bist."

Am Ende dieses Kapitels sollten Sie sich in der Lage fühlen, die körperlichen und emotionalen Aspekte Ihrer BBL-Reise zu bewältigen. Wenn Sie die Bedeutung des Körperbildes verstehen, mit Angst und Stress umgehen und ein starkes Unterstützungssystem aufbauen, können Sie diese transformative Erfahrung mit Zuversicht und Belastbarkeit meistern.

Rechtliche und ethische Überlegungen

Einwilligung und Patientenrechte verstehen.

Die informierte Einwilligung ist ein wesentlicher Bestandteil aller medizinischen Eingriffe, einschließlich der Schönheitschirurgie. Sie stellt sicher, dass die Patienten vor der Operation ausreichend über die Risiken, Vorteile und Alternativen informiert werden.

Informierte Einwilligung:

Definition: Informierte Zustimmung ist die freiwillige Zustimmung eines Patienten zu einem geplanten medizinischen Verfahren nach Abwägung der damit verbundenen Risiken, Vorteile und Alternativen.

Komponenten: Es enthält eine ausführliche Erläuterung der Operation, ihrer Risiken und Schwierigkeiten, der zu erwartenden Ergebnisse und alternativer Therapien.

Dokumentation: Die Patienten müssen ein Einverständnis Dokument unterzeichnen, in dem alle präsentierten Materialien aufgeführt sind und mit dem sie ihr Verständnis und ihre Zustimmung bekunden.

Patientenrechte:

Recht auf Information : Patienten haben Anspruch auf umfassende Informationen zu ihrem Gesundheitszustand, Behandlungsalternativen und den Qualifikationen des medizinischen Fachpersonals.

Recht auf Datenschutz : Die medizinischen Informationen der Patienten müssen geheim gehalten und nur an autorisiertes Personal weitergegeben werden.

Ablehnungsrecht: Patienten können die Behandlung jederzeit vor der Operation ablehnen oder ihre Zustimmung widerrufen.

Die Rolle des Chirurgen:

Transparenz: Chirurgen müssen klare und ehrliche Informationen zum Eingriff geben, einschließlich möglicher Risiken und realistischer Ergebnisse.

Kommunikation: Eine klare Kommunikation zwischen dem Chirurgen und dem Patienten ist für die Einholung einer informierten Zustimmung und die Ausräumung etwaiger Bedenken von entscheidender Bedeutung.

Rechtliche Ressourcen für Behandlungsfehler

Kosmetische Operationen bergen wie andere medizinische Eingriffe auch Gefahren. Wenn etwas schief geht, können Patienten rechtliche Schritte einleiten, um Fahrlässigkeit zu beheben.

Behandlungsfehler verstehen:

Definition: Ein Behandlungsfehler liegt vor, wenn ein medizinischer Fachmann vom festgelegten Behandlungsstandard abweicht und dadurch dem Patienten Schaden zufügt.

Beispiel: Operationsfehler, Schwierigkeiten bei der Narkose und das Unvermögen, eine Einverständniserklärung einzuholen, sind allesamt gängige Beispiele für Probleme bei kosmetischer Chirurgie.

Nachweis von Behandlungsfehlern:

Pflege Niveau: Patienten müssen nachweisen, dass der Chirurg das akzeptierte Pflege Niveau für ihr Fachgebiet nicht eingehalten hat.

Kausalität: Es muss nachgewiesen werden, dass die Unachtsamkeit des Chirurgen unmittelbar zu dem Schaden oder der Verletzung geführt hat.

Sachverständigenaussage: Sachverständige sind in der Regel erforderlich, um die Sorgfaltspflicht und die Art und Weise ihrer Verletzung festzustellen.

Rechtliche Schritte

Beratung: Lassen Sie sich zur Beurteilung Ihres Falls rechtlich von einem Anwalt für medizinische Kunstfehler beraten.

Dokumentation: Sammeln Sie alle relevanten medizinischen Dokumente, Genehmigungsunterlagen und Dokumentationen des Schadens.

Anspruch geltend machen: Ihr Anwalt unterstützt Sie bei der Einreichung eines Anspruchs aufgrund eines Behandlungsfehlers und beim Durchlaufen des Gerichtsverfahrens.

Ressourcen:

Rechtshilfe: Organisationen wie LegalMatch und Justia bieten Ressourcen und Hilfe bei der Suche nach erfahrenen Anwälten für Berufshaftpflicht.

Berufsverbände: Die American Society of Plastic Surgeons (ASPS) bietet Standards und Tools für ethische Verfahren und den Umgang mit Beschwerden.

Ethische Praktiken in der kosmetischen Chirurgie

Ethische Fragen sind in der kosmetischen Chirurgie von entscheidender Bedeutung, um die Sicherheit, das Vertrauen und die Professionalität der Patienten zu gewährleisten.

Grundlegende ethische Prinzipien:

Autonomie: Respektieren Sie die Freiheit der Patienten, fundierte Entscheidungen bezüglich ihrer Behandlung zu treffen.

Wohltätigkeit: Handeln im besten Interesse des Patienten, um sein Wohlbefinden zu verbessern.

Nichtschädigung: Vermeidung von Schäden am Patienten.

Gerechtigkeit: Sorge für eine gerechte Verteilung der Gesundheitsressourcen und Behandlungen.

Ethische Dilemmata:

Informierte Zustimmung: Stellen Sie sicher, dass die Patienten die Risiken und Vorteile der Wahleingriffe verstehen.

Marketing Praktiken: Vermeidung irreführender Werbung und Gewährleistung einer genauen Darstellung der Ergebnisse.

Patientenauswahl: Bewerten Sie die psychologische Vorbereitung der Patienten und vermeiden Sie unnötige Verfahren.

Berufsverhalten

Transparenz: Chirurgen sollten ihre Qualifikationen, Erfahrungen und erwarteten Behandlungsergebnisse offenlegen.

Kontinuierliche Weiterbildung: Bleiben Sie über die neuesten Fortschritte und ethischen Normen in der kosmetischen Chirurgie auf dem Laufenden.

Patientenzentrierte Versorgung: Das bedeutet, dass die Gesundheit, Sicherheit und Zufriedenheit des Patienten in allen Bereichen der Versorgung an erster Stelle stehen.

Konversation im echten Leben

Angenommen, Sie besprechen Ihre geplante Schönheitsoperation mit Ihrem Chirurgen, wobei der Schwerpunkt auf den rechtlichen und ethischen Auswirkungen liegt.

Sie: „Ich freue mich auf die Operation, möchte aber sicherstellen, dass ich alle Risiken und meine Rechte als Patient verstehe."

Chirurg: „Ja, es ist wichtig, gut informiert zu sein. Wir werden das Genehmigungsformular im Detail durchgehen und den Ablauf, etwaige Gefahren und Ihre berechtigten Erwartungen detailliert erläutern. Sie haben das Recht, Fragen zu stellen und Ihre Genehmigung jederzeit zurückzuziehen.

Sie: „Was passiert, wenn etwas schief geht?" „Welche Möglichkeiten habe ich?"

Chirurg: „Im unwahrscheinlichen Fall einer Komplikation kümmern wir uns sofort darum. Wenn Sie der Meinung sind, dass es Nachlässigkeit gibt, können Sie rechtlichen Beistand suchen und möglicherweise eine Klage wegen Behandlungsfehlern einreichen. "Es ist wichtig, alles zu dokumentieren und mit einem sachkundigen Anwalt zu sprechen."

Die Zukunft der BBL-Sicherheit

Fortschritte in Technik und Technologie

Das Brazilian Butt Lift (BBL) hat im Laufe der Jahre erhebliche Weiterentwicklungen erfahren. Fortschritte in Technik und Technologie haben eine wichtige Rolle bei der Verbesserung der Sicherheit und der Ergebnisse gespielt.

Verbesserte Operationstechniken:

Oberflächliche Fetttransplantation: Chirurgen injizieren Fett in die subkutane Schicht statt in die tiefe Muskulatur, um Problemen wie Fettembolien vorzubeugen. Um das Risiko einer Fettembolie[2] zu senken, werden häufig größere Kanülen (≥ 4,1 mm) verwendet.

Ultraschallprüfung: Der Einsatz von Ultraschalltechnologie bei der Fettinjektion gewährleistet eine genaue Platzierung und verringert das Risiko von Problemen.

Technologische Innovationen:

Erweiterte Bildgebung: Hochauflösende Bildgebung Technologie verbessert die Prozessgestaltung und -ausführung.

Verbesserte Fettverarbeitung: Verbesserte Verfahren zur Fettentnahme und -verarbeitung führen zu einer erhöhten Vitalität und einer besseren Integration des transplantierten Fetts.

Minimalinvasive Behandlungen: Fortschritte bei minimalinvasiven Behandlungen verkürzen die Genesungszeiten und erhöhen den Patientenkomfort.

Laufende Forschung und Leitlinien

Um die Sicherheit des BBL-Betriebs zu gewährleisten und zu verbessern, sind kontinuierliche Forschung und überarbeitete Richtlinien erforderlich.

Forschungsinitiativen:

Arbeitsgruppen und Studien: Organisationen wie die Aesthetic Surgery Education and Research Foundation (ASERF) und die International Society of Aesthetic Plastic Surgery (ISAPS) betreiben kontinuierliche Forschung, um Gefahren zu erkennen und sicherere Verfahren zu entwickeln.

Datenerfassung: Durch ordnungsgemäße Datenerfassung und -analyse können Ergebnisse verfolgt und Verbesserungsbereiche aufgezeigt werden.

Aktualisierte Richtlinien:

Sicherheitsprotokolle: Vermeiden Sie tiefe Muskel Injektionen und verwenden Sie größere Kanülen.

Schulung und Ausbildung: Chirurgen sollten über die neuesten Richtlinien auf dem Laufenden bleiben, um die Patientensicherheit zu gewährleisten.

Konsenserklärungen: Berufsverbände veröffentlichen Konsenserklärungen, um Vorgehensweisen zu standardisieren und die Sicherheit zu verbessern.

Die Funktion von Berufsverbänden

Berufsverbände spielen eine wichtige Rolle bei der Verbesserung der Sicherheit und Wirksamkeit von BBL-Behandlungen.

Amerikanische Gesellschaft für Plastische Chirurgen (ASPS):

Task Force für Sicherheit bei der Gesäß Fetttransplantation: Eingerichtet, um die Gefahren der BBL zu untersuchen und neue Sicherheitsmethoden vorzuschlagen.

Lehrmaterialien: Bietet umfassende Lehrmaterialien und Schulungsprogramme für Chirurgen.

Stiftung für Ausbildung und Forschung im Bereich ästhetische Chirurgie (AS ERF):

Forschung und Empfehlungen: Entwickelt Empfehlungen zur Verbesserung der Sicherheit der Gesäß Fetttransplantation.

Schulung für Chirurgen: Bietet spezielle Schulungen, um sicherzustellen, dass Chirurgen hinsichtlich der Sicherheitsstandards auf dem neuesten Stand sind.

Internationale Gesellschaft für Ästhetische Plastische Chirurgie (ISAPS):

Weltweite Standards: Legt weltweite Standards für BBL-Operationen fest und fördert bewährte Verfahren.

Gemeinsame Anstrengungen: Arbeitet mit anderen Organisationen zusammen, um Informationen auszutauschen und die Ergebnisse für Patienten zu verbessern.

Das American Board of Cosmetic Surgery (ABCS) setzt strenge Sicherheitskriterien für die autologe Fetttransplantation am Gesäß durch, darunter die Verwendung von Ultraschallkontrolle und das Verbot intramuskulärer Injektionen.

Zertifizierung und Aufsicht: Stellt sicher, dass zertifizierte Chirurgen die höchsten Sicherheitsstandards und ethischen Verfahren einhalten.

Konversation im echten Leben

Besprechen Sie die Zukunft der BBL-Sicherheit im Rahmen einer Beratung mit Ihrem Chirurgen.

Sie: „Ich habe gelesen, dass BBL-Operationen im Laufe der Zeit deutlich sicherer geworden sind. Welche technologischen Entwicklungen haben dies ermöglicht?

Chirurg: „Absolut, die Sicherheit von BBL hat sich dramatisch verbessert. Um die Gefahr einer Fettembolie zu begrenzen, verwenden wir jetzt größere Kanülen und vermeiden Injektionen in die tiefe Muskulatur vollständig. Darüber hinaus können wir durch Ultraschall Führung Fett präziser anlegen. Laufende Forschung und überarbeitete Empfehlungen von Berufsverbänden sind ebenfalls wichtig, um die Sicherheit zu verbessern.

Sie: „Das ist beruhigend zu hören. "Wie tragen Berufsverbände zu diesen Verbesserungen bei?"

Chirurg : „Organisationen wie ASPS, AS ERF und ISAPS betreiben umfangreiche Forschungsarbeit und geben Empfehlungen für optimale Vorgehensweisen. Sie bieten auch Schulungen und Lehrmaterial an, um Chirurgen über die neuesten Erkenntnisse und Sicherheitsstandards auf dem Laufenden zu halten.

Abschluss

Zusammenfassung der wichtigsten Punkte

In diesem Buch haben wir die verschiedenen Aspekte der Brazilian Butt Lift (BBL)-Operation untersucht, vom Verständnis des Verfahrens bis hin zur Gewährleistung einer sicheren und erfolgreichen Genesung. Hier sind die wichtigsten Punkte, die wir behandelt haben:

Einführung :

- o Wie wichtig es ist, über BBL gut informiert zu sein.
- o Verstehen Sie das Verfahren und seine zunehmende Popularität.

Die Grundlagen von BBL :

- Detaillierte Erklärung, was ein BBL ist und wer ein geeigneter Kandidat ist.

Mögliche Risiken und Komplikationen :

- Häufige und schwerwiegende Risiken im Zusammenhang mit BBL.
- Fallstudien und Geschichten aus dem echten Leben veranschaulichen diese Risiken.

Auswahl eines qualifizierten Chirurgen :

- Die Bedeutung der Zertifizierung durch den Fachverband und wie man die Qualifikation eines Chirurgen überprüft.
- Wichtige Fragen, die während der Beratung gestellt werden sollten.

Vorbereitungen vor der Operation :

- Vor der Operation sind Gesundheitsbeurteilungen und Freigaben erforderlich.
- Setzen Sie realistische Erwartungen und bereiten Sie sich mental und körperlich vor.

Der Tag der Operation :

- Was Sie am Tag der Operation erwartet.
- Die Rolle der Anästhesie und der unmittelbaren postoperativen Versorgung.

Erholung nach der Operation :

- Der Zeitplan für die Genesung und die Behandlung von Schmerzen und Beschwerden.
- Anzeichen von Komplikationen erkennen.

Langfristige Pflege und Wartung :

- So erhalten Sie Ihre BBL-Ergebnisse durch Änderungen Ihres Lebensstils und regelmäßige Nachsorgetermine.

Körperliche und emotionale Überlegungen :

- Der Einfluss von BBL auf das Körperbild und das Selbstwertgefühl.
- Umgang mit Angst und Stress und die Bedeutung eines Unterstützungssystems.

Egal und Ethische Überlegungen :

- Einwilligung und Patientenrechte verstehen.
- Rechtsmittel bei Behandlungsfehlern und ethischem Verhalten in der Schönheitschirurgie.

Die Zukunft der BBL-Sicherheit :

- Fortschritte in Technik und Technologie.
- Laufende Forschung und die Rolle von Berufsverbänden bei der Verbesserung der Sicherheit.

Informierte Entscheidungen fördern

Eine fundierte Entscheidung über eine BBL-Behandlung ist entscheidend für Ihre Sicherheit und Zufriedenheit mit den Ergebnissen. Hier sind einige abschließende Überlegungen, die Ihnen als Orientierung dienen sollen:

Recherchieren Sie :

- Nehmen Sie sich die Zeit, sich gründlich über den Eingriff, die möglichen Risiken und die Qualifikation Ihres Chirurgen zu informieren.
- Nutzen Sie seriöse Quellen und konsultieren Sie mehrere Chirurgen, um unterschiedliche Perspektiven zu sammeln.**Fragen stellen** :
- Scheuen Sie sich nicht, während der Beratung Fragen zu stellen. Ein qualifizierter Chirurg freut sich über Ihre Fragen und gibt Ihnen klare, ehrliche Antworten.
- Stellen Sie sicher, dass Sie das Verfahren, den Wiederherstellungs Verlauf und die möglichen Ergebnisse vollständig verstehen, bevor Sie eine Entscheidung treffen.

Sicherheit hat Priorität :

- ○ Wählen Sie einen staatlich geprüften Chirurgen mit umfassender Erfahrung in der Durchführung von BBLs.
- ○ Befolgen Sie alle Anweisungen vor und nach der Operation sorgfältig, um Risiken zu minimieren und eine reibungslose Genesung zu fördern.

Bedenken Sie Ihre Motivationen :

- ○ Denken Sie über Ihre Gründe für den Wunsch nach einem BBL nach und stellen Sie sicher, dass diese persönlich und wohlüberlegt sind.
- ○ Vermeiden Sie es, Entscheidungen aufgrund von äußerem Druck oder unrealistischen Erwartungen zu treffen.

Abschließende Gedanken

Sich auf einen Brazilian Butt Lift einzulassen, ist eine wichtige Entscheidung, die sorgfältige Überlegung und Vorbereitung erfordert. Indem Sie sich über den Eingriff informieren, die Risiken verstehen und einen qualifizierten Chirurgen wählen, können Sie Ihre Chancen erhöhen, die gewünschten Ergebnisse sicher zu erzielen.

Denken Sie daran, dass das Ziel dieses Buches darin besteht, Ihnen Wissen und Selbstvertrauen zu vermitteln. Egal, ob Sie sich für ein BBL entscheiden oder andere Optionen erkunden, das Wichtigste ist, eine Entscheidung zu treffen, die mit Ihren persönlichen Zielen und Ihrem Wohlbefinden übereinstimmt.

Vielen Dank, dass Sie sich die Zeit genommen haben, dieses Buch zu lesen. Ich hoffe, es hat Ihnen wertvolle Erkenntnisse und Anleitungen gegeben. Wenn Sie weitere Fragen haben oder zusätzliche Unterstützung benötigen, wenden Sie sich bitte an Ihren Arzt oder einen vertrauenswürdigen Fachmann.

Wir wünschen Ihnen alles Gute auf Ihrem Weg zu Ihrer gewünschten Körperkontur und zur Steigerung Ihres Selbstbewusstseins. Bleiben Sie informiert, bleiben Sie sicher und passen Sie auf sich auf.

Anhänge

Glossar

Das Verständnis der in der kosmetischen Chirurgie verwendeten Sprache ist entscheidend, um fundierte Urteile fällen zu können. Hier ist ein Wörterbuch mit häufigen Ausdrücken, auf die Sie stoßen könnten:

Abdominoplastik: Ein chirurgischer Eingriff, bei dem überschüssige Haut und Fett vom Bauch entfernt werden, oft als Bauchstraffung bezeichnet.

Anästhetikum: Ein Medikament, das verwendet wird, um Beschwerden während einer Operation zu lindern. Es kann lokal (Betäubung eines kleinen Bereichs), regional (Betäubung eines größeren Bereichs) oder großflächig (Bewusstlosigkeit) wirken.

Autologe Fetttransplantation : Eine Technik, bei der Fett aus einem Bereich des Körpers entnommen und in einen anderen übertragen wird, z. B. bei einer BBL.

Kanüle: Ein winziges Röhrchen, das zum Extrahieren oder Injizieren von Fett bei Fettabsaugungen und Transplantationen verwendet wird.

Kompressionskleidung: Spezielle Kleidung, die nach Operationen getragen wird, um Schwellungen zu minimieren und die Genesung zu fördern.

Fettembolie: Eine seltene, aber schwerwiegende Erkrankung, bei der Fett in den Kreislauf gelangt und die Blutgefäße verstopft.

Glutealaugmentation : Ein anderes Wort für Gesäßvergrößerung Operationen wie BBL.

Informierte Zustimmung: Der Prozess der Bestimmung der Risiken, Vorteile und Alternativen eines Verfahrens, vor diesem zugestimmt wird.

Fettabsaugung: Eine chirurgische Behandlung, bei der Fett aus bestimmten Körperteilen entfernt wird.

Nekrose: Absterben von Gewebe aufgrund einer verminderten Blutversorgung.

Serom: Eine Flüssigkeitsansammlung, die sich nach einer Operation unter der Haut bilden kann.

Subkutane Schicht : Die Fettschicht direkt unter der Haut, in die bei einer BBL häufig Fett injiziert wird.

Ultraschallprüfung : Der Einsatz von Ultraschalltechnologie zur Führung der Vollplatzierung während eines BBL-Eingriffs.

Kontaktdaten und Selbsthilfegruppen

Für eine erfolgreiche kosmetische Operation ist der Zugang zu Unterstützung und kompetenter Beratung entscheidend. Hier sind einige Kontaktadressen und Selbsthilfegruppen:

Berufsverbände:

Amerikanische Gesellschaft für Plastische Chirurgen (ASPS):

Website: [plasticsurgery.org](https://www.plasticsurgery.org)
Telefon: 1-800-766-4955.

Internationale Gesellschaft für Ästhetische Plastische Chirurgie (ISAPS):

Website: [isaps.org](https://www.isaps.org)

Telefonnummer: +1 603-643-2325.

Selbsthilfegruppen:

RealSelf-Community: Ein Online-Forum für den Kontakt mit Menschen, die sich einer Schönheitsoperation unterzogen haben oder dies in Erwägung ziehen. Weitere Informationen finden Sie unter [RealSelf](https://www.realself.com).

Facebook-Gruppen:

Es gibt mehrere private Gruppen für kosmetische Chirurgie-Unterstützung. Zum Beispiel die [Cosmetic Surgery Support Group]

(https://www.facebook.com/groups/192989987756536/) auf Facebook bietet Frauen prä- und postoperative Unterstützung.

Meetup-Gruppen: Finden Sie auf [Meetup](https://www.meetup.com/topics/plasticsurgery/) lokale Selbsthilfegruppen, um Erfahrungen und Ratschläge mit Menschen in Ihrer Nähe auszutauschen.

Beratungsdienste : Auf das Körperbild spezialisierte Therapeuten: Suchen Sie Hilfe bei einem Therapeuten, der auf Probleme mit dem Körperbild und der Schönheitschirurgie spezialisiert ist.Online-Therapie Plattformen: Dienste wie Better Help and Talk Space ermöglichen einen einfachen Zugang zu qualifizierten Therapeuten, die Hilfe und Rat anbieten können.

Konversation im echten Leben

Nehmen Sie an, Sie teilen Ihre Recherchen und Unterstützung Optionen mit einem Freund, der über ein BBL nachdenkt.

Freund: „Ich bin von der Menge der verfügbaren Informationen überwältigt. "Wie haben Sie zuverlässige Ressourcen und Unterstützung gefunden?"

Sie: „Ich verstehe, dass es überwältigend sein kann. Ich fand die Website der American Society of Plastic Specialists sehr hilfreich, um die Verfahren zu verstehen und zugelassene Spezialisten zu finden. Darüber hinaus konnte ich durch die Mitgliedschaft in Selbsthilfegruppen auf Facebook und RealSelf mit Menschen in Kontakt treten, die ähnliche Erfahrungen gemacht haben. "Es ist ermutigend, ihre Geschichten zu hören und Anleitung zu erhalten."

Freund: „Das klingt fantastisch. Die werde ich mir auf jeden Fall ansehen. "Hast du nette Bücher oder Artikel gefunden?"**Sie:** „Ja, es gibt einige großartige Bücher, wie etwa „Plastic Surgery: Principles and Practice". Darüber hinaus bieten Zeitschriften wie Plastic and Reconstructive Surgery die neuesten Erkenntnisse. Durch die ständige Weiterbildung fühlte ich mich in meiner Entscheidung sicherer.

www.ingramcontent.com/pod-product-compliance
Lightning Source LLC
Chambersburg PA
CBHW070157230526
45471CB00002B/704